中国健康事业的发展与人权进步

（2017 年 9 月）

中华人民共和国
国务院新闻办公室

人民出版社

图书在版编目（CIP）数据

中国健康事业的发展与人权进步/
中华人民共和国国务院新闻办公室 著.—北京：
人民出版社，2017.10
ISBN 978－7－01－018341－1

Ⅰ.①中… Ⅱ.①中… Ⅲ.①医疗保健事业-研究-中国
②人权-工作-研究-中国 Ⅳ.①R199.2②D621.5

中国版本图书馆 CIP 数据核字（2017）第 247618 号

中国健康事业的发展与人权进步
ZHONGGUO JIANKANG SHIYE DE FAZHAN YU RENQUAN JINBU
（2017 年 9 月）

中华人民共和国国务院新闻办公室

人 民 出 版 社 出版发行
（100706 北京市东城区隆福寺街 99 号）

北京新华印刷有限公司印刷 新华书店经销

2017 年 10 月第 1 版 2017 年 10 月北京第 1 次印刷
开本：850 毫米×1168 毫米 1/32 印张：1.5
字数：22 千字

ISBN 978－7－01－018341－1 定价：5.00 元

邮购地址 100706 北京市东城区隆福寺街 99 号
人民东方图书销售中心 电话 （010）65250042 65289539

目　录

前　言

　　健康是人类生存和社会发展的基本条件。健康权是一项包容广泛的基本人权,是人类有尊严地生活的基本保证,人人有权享有公平可及的最高健康标准。

　　中国共产党和中国政府始终坚持以人民为中心的发展思想,奉行人民至上的价值取向,牢牢把握人民群众对美好生活的向往,把增进人民福祉、促进人的全面发展作为发展的出发点和落脚点。多年来,中国坚持为人民健康服务,把提高人民的健康水平、实现人人得享健康作为发展的重要目标。经过长期不懈奋斗,中国显著提高了人民健康水平,不仅摘掉了"东亚病夫"的耻辱帽子,而且公共卫生整体实力、医疗服务和保障能力不断提升,全民身体素质、健康素养持续增强,被世界卫生组织誉为"发展中国家的典范"。

　　没有全民健康,就没有全面小康,实现全民健康是中国共产党和中国政府对人民的郑重承诺。党的十八大以来,在以习近平同志为核心的党中央坚强领导下,中国把人民健康放在优先发展的战略地位,把创新、协调、绿色、开放、共享的发展理念贯穿于健康权的促进与保护中,以普及健康生活、优化健康服务、完善健康保障、建设健康环境、发展健康产业为重点,加快推进健康中国建设,努力为人民群众提供全生命周期的卫生与健康服务,提升了中国的健康权保障水平,使中国人权事业得到长足发展。

一、符合国情的健康权保障模式

中国是一个有着 13 亿多人口的发展中大国。中国共产党和中国政府始终高度重视发展卫生与健康事业，加快转变健康领域的发展方式，切实尊重和保障公民的健康权，形成了符合国情的健康权保障模式。

1949 年新中国成立时，经济社会发展水平相对落后，医疗卫生体系十分薄弱，全国仅有医疗卫生机构 3670 个，卫生人员 54.1 万人，卫生机构床位数 8.5 万张，人均预期寿命仅有 35 岁。为尽快改变这种状况，国家大力发展医药卫生事业，制定实施"面向工农兵、预防为主、团结中西医、卫生工作与群众运动相结合"的工作方针，广泛开展群众性爱国卫生运动，普及初级卫生保健，人民健康状况得到了很大改善，医疗技术取得重大突破，首次分离了沙眼衣原体，进行了世界第一例断肢再植手术，成功研制出抗疟新药青蒿素等，取得了举世瞩目的伟大成绩。

1978 年改革开放以后，国家针对当时存在的医疗卫生资源严重短缺、服务能力不足、服务效率较低等问题，实行多渠道筹资,鼓励多种形式办医,增加资源供给,逐步放开药品生产流通市场,发展医药产业,注重发挥中医药的作用,采取一定的经济激励措施,调动医务人员积极性,增强内部活力。1996年,第一次全国卫生工作会议明确了"以农村为重点,预防为主,中西医并重,依靠科技与教育,动员全社会参与,为人民健康服务,为社会主义现代化建设服务"的新时期卫生工作方针。1998年,国家开始建立保障职工基本医疗需求的社会医疗保险制度。2000年,国家提出建立适应社会主义市场经济要求的城镇医药卫生体制,让群众享有价格合理、质量优良的医疗服务,提高人民健康水平的改革目标。2002年,国家发布《关于进一步加强农村卫生工作的决定》,从农村经济社会发展实际出发,深化农村卫生体制机制改革,将卫生投入重点向农村倾斜,满足农民群众不同层次的医疗卫生需求。

2003年,在党和政府的坚强领导下,全国人民万众一心,取得了抗击"非典"的重大胜利。在总结经验的基础上,国家全面加强了公共卫生服务和重大疾病防控工作,重大疾病防治体系不断完善,突发公共卫生事件应急机制逐步健全,农村和城市社区医疗卫生发展步伐加快,新型农村合作医疗和城镇居民基本医疗保险取得突破性进展。

2009 年，国家启动实施新一轮医药卫生体制改革，颁布了《关于深化医药卫生体制改革的意见》，确立把基本医疗卫生制度作为公共产品向全民提供的核心理念，进一步明确公共医疗卫生的公益性质，提出建立公共卫生、医疗服务、医疗保障、药品供应"四大体系"和医药卫生管理、运行、投入、价格、监管、科技和人才、信息、法制"八项支撑"，加快基本医疗卫生制度建设，推动卫生事业全面协调可持续发展。随后，国家又颁布了《医药卫生体制改革近期重点实施方案（2009—2011 年）》和《"十二五"期间深化医药卫生体制改革规划暨实施方案》，提出加快推进基本医疗保障制度建设，健全基层医疗卫生服务体系，促进基本公共卫生服务逐步均等化等改革任务。

2012 年以来，中国不断加大医药卫生体制改革力度，加快推进公立医院综合改革，推进药品和医疗服务价格改革，全面实施城乡居民大病保险，积极建设分级诊疗制度，优化完善药品生产流通使用政策。2015 年 10 月 29 日，健康中国建设正式写入党的十八届五中全会公报。2016 年 8 月，全国卫生与健康大会提出："要坚持正确的卫生与健康工作方针，以基层为重点，以改革创新为动力，预防为主，中西医并重，将健康融入所有政策，人民共建共享。"2016 年

10月,国家颁布《"健康中国2030"规划纲要》,为推进健康中国建设,提高人民健康水平做出了战略部署。

健康事业的发展给人民群众带来实实在在的健康福祉,中国人均预期寿命从1981年的67.9岁提高到2016年的76.5岁,孕产妇死亡率从1990年的88.9/10万下降到2016年的19.9/10万,婴儿死亡率从1981年的34.7‰下降到2016年的7.5‰,居民的主要健康指标总体上优于中高收入国家平均水平,提前实现联合国千年发展目标。同时,中国已形成了以宪法为总领,以民事法律法规、卫生行政法律法规、地方性法规等为实施基础,以健康领域各种纲要、纲领、计划为行动指南的健康制度体系,有效平衡医患关系,公正化解医疗纠纷,切实实现公民健康权。

深化医改效果持续彰显,在较短时间内织起了全世界最大的全民基本医疗保障网,建立大病保险制度、疾病应急救助制度,健全医疗救助制度,为实现病有所医提供了制度保障。重大传染病得到有力控制,艾滋病整体疫情控制在低流行水平,联合国千年发展目标确定的结核病控制指标提前实现,血吸虫病疫情降至历史最低水平,2000年实现无脊髓灰质炎目标。2015年,建成了全球最大的法定传染病疫情和突发公共卫生事件网络直报系统,平均报告时间由直报前的 5 天缩短为 4 个小时。

医疗卫生服务体系建设取得重大进展，基本建成了覆盖城乡的基层医疗卫生服务网络，各级各类医疗卫生机构超过 98 万个，卫生人员超过 1100 万人，卫生机构床位数超过 700 万张。人才队伍建设加快推进，住院医师规范化培训制度逐步建立，涌现出了诺贝尔生理学或医学奖得主屠呦呦等一批杰出医务工作者。社会办医加速发展，民营医院占医院总数的比重超过 57%，多元办医格局初步形成。医疗卫生应急救援能力走在国际前列，经受住了防控埃博拉出血热特大传染病疫情的严峻考验，实现了国内"严防控、零输入"和援非抗疫"打胜仗、零感染"双重胜利。

经过长期努力，中国卫生与健康事业发展跨上了崭新台阶，不仅显著提高了人民的健康水平，而且形成了符合本国国情的健康权保障模式，其主要特点是：

——健康优先，把健康置于优先发展的战略地位，立足国情，将维护和提升健康的理念融入政策、法律、法规制定实施的全过程，实现健康的生活方式、生产条件和生态环境与经济社会良性协调发展。

——预防为主，把以治病为中心转变为以人民健康为中心，坚持防治结合、身心并重、中西医互补，注重慢性病、地方病、职业病防控,减少疾病发生,把握健康领域的发展规律,强化早诊断、早治疗、早康复。

——公益主导,坚持基本医疗卫生事业的公益性,把基本医疗卫生制度作为公共产品向全民提供,将公立医院作为医疗服务体系的主体,逐步实现全民享有公共健康服务。

——公平普惠,坚持卫生服务和医疗保障覆盖全民,以农村和基层为重点,逐步缩小城乡、地区、不同人群间健康水平的差异,保证健康领域基本公共服务均等化。

——共建共享,坚持政府主导与调动社会、个人的积极性相结合,推动人人参与、人人尽力、人人享有,正确处理政府与市场的关系,政府在基本医疗卫生服务领域有所作为,市场在非基本医疗卫生服务领域发挥活力。

表1　部分年份主要健康指标

指标	1981	1990	2000	2005	2010	2015	2016
人均预期寿命(岁)	67.9	68.6	71.4	73.0	74.8	76.3	76.5
其中:男性(岁)	66.4	66.8	69.6	71.0	72.4	73.6	—
女性(岁)	69.3	70.5	73.3	74.0	77.4	79.4	—
婴儿死亡率(‰)	34.7	32.9	32.2	19.0	13.1	8.1	7.5
5岁以下儿童死亡率(‰)	—	—	39.7	22.5	16.4	10.7	10.2
孕产妇死亡率(1/10万)	—	88.9	53.0	47.7	30.0	20.1	19.9

二、健康环境与条件持续改善

中国积极推广健康生活方式,开展全民健身运动,推进全民健康教育,保障食品和饮用水安全,改善生产、生活、生态和社会环境,为促进公民健康权提供了良好条件。

健康生活方式全面推行。2007年,国家启动全民健康生活方式行动,倡导居民合理饮食和适量运动,传播健康生活方式理念,创造健康的支持环境,提高全民健康意识和健康行为能力。截至2016年底,全国已有81.87%的县(区)开展了此项行动。发布《中国居民膳食指南(2016)》,对一般人群及儿童、老年人等特定群体进行科学合理膳食指导,引导居民做到平衡膳食、均衡营养。推进居民营养与健康状况监测,以及慢性病与营养监测和发布。推行全民减盐倡议,向居民传授减盐防控高血压等健康知识。实施重点人群营养改善措施,开展农村义务教育学生营养改善计划和贫困地区儿童营养改善项目。持续加大控烟力度,履行世界卫生组织《烟草控制框架公约》规定。2014年深圳市实施《深圳经济特区控制吸烟条例》,2015年北京市实施

《北京市控制吸烟条例》，2017年上海市实施《上海市公共场所控制吸烟条例》修正案，落实室内全面禁烟的要求。截至2016年底，全国已有18个城市制定了地方性无烟环境法规、规章，覆盖总人口的十分之一。

全民健身运动蓬勃开展。将全民健身事业提升为国家战略，把全民健身工作纳入各级政府国民经济和社会发展规划、财政预算及年度工作报告。"政府主导、部门协同、全社会共同参与"的全民健身事业发展格局初步形成。自2009年颁行《全民健身条例》以来，全国已有16个省份和10个较大市制定了全民健身地方性法规，31个省（区、市）全部制定完成省级《全民健身实施计划》。从2009年起，国家将每年的8月8日定为"全民健身日"。2011年至2014年，全国已建成全民健身活动中心3405个，社区多功能运动场9447个，体育公园2366个，健身广场24879个，户外营地878个，室外健身器材169万件。各市（地）、县（区）、街道（乡、镇）、社区（行政村）普遍建有体育场地，配有健身设施。截至2015年底，全国经常参加体育锻炼的人数比例达到33.9%，人均体育场地面积达到1.57平方米，县级及以上地区体育总会平均覆盖率达到72%，各级各类青少年体育俱乐部达到7147个，全民健身站点平均达到每万人 3 个,社会化全民健身组织网络基本形成。

全民健康教育持续推进。充分利用报刊、电视、广播、互联网及新媒体等宣传媒介开展公众健康宣传教育咨询,引导居民形成自主自律的健康生活方式。国家每年举办"中国环境与健康宣传周"活动。发布《中国公民环境与健康素养(试行)》《"同呼吸、共奋斗"公民行为准则》。通过基本公共卫生服务健康教育、健康素养促进行动、健康中国行、中医中药中国行、重大卫生主题宣传日等项目和活动,开展健康宣传教育。城乡居民健康素养水平由 2008 年的 6.48% 上升至 2015 年的 10.25%。

环境治理深入开展。加强区域联防联控,实现京津冀、长三角、珠三角县区级空气质量监测站点联网,京津冀及周边区域颗粒物组分和光化学监测网全面建成。2011 年至 2015 年,全国化学需氧量和氨氮、二氧化硫、氮氧化物排放总量分别下降 12.9%、13%、18%、18.6%。2016 年,全国 338 个地级及以上城市细颗粒物(PM2.5)平均浓度同比下降 6.0%,优良天数同比提高 2.1 个百分点。2013 年,国家颁布实施《大气污染防治行动计划》。2014 年至 2016 年,累计淘汰黄标车和老旧车辆 1600 余万辆。燃煤火电机组基本实现脱硫脱硝全覆盖。超低排放加快推进,截至 2017

年 3 月,完成煤电机组超低排放改造约 5 亿千瓦。实施《土壤污染防治行动计划》,全面启动土壤污染状况详查。颁布《污染地块土壤环境管理办法(试行)》,设立土壤污染防治专项资金。2016 年和 2017 年,国家共下达专项资金约 150 亿元。初步建成国家土壤环境网,完成 2.2 万个基础点位布设,建成约 1.5 万个风险监控点。全面推动落实《水污染防治行动计划》。加强流域水环境综合治理。落实长江经济带大保护工作,组织排查城市黑臭水体。2016 年,全国地表水国控监测断面 I—Ⅲ 类水体比例达 67.8%,劣 V 类水体比例降至 8.6%。

城乡环境卫生综合整治成效明显。开展卫生城镇创建活动,显著提升城乡人居环境质量。根据 2012 年调查显示,卫生城镇创建后与创建前相比,规范集贸市场比例由 35.2% 提高到 60.6%,居民对市容环境的满意率由 30% 提高到 98%,对创卫效果的满意率达到 98%。截至 2015 年底,全国城市污水处理率提高到 92%,城市建成区生活垃圾无害化处理率达到 94.1%。实施 7.8 万个村庄的环境综合整治,1.4 亿多农村人口直接受益。6.1 万家规模化养殖场(小区)建成废弃物处理和资源化利用设施。截至 2016 年底,全国农村生活垃圾处理率在 60% 左右,处理污水的行政村比例达到 22%。农村卫生厕所普及率从 2012 年的 71.7% 提高到 2016 年的 80.4%，东部一些省份达 90% 以上。

农村饮用水安全问题基本解决。2006 年至 2010 年，农村饮水安全工程建设总投资 1053 亿元，解决了 19 万个行政村、2.12 亿农村人口的饮水安全问题。2011 年至 2015 年，国家共安排农村饮水安全建设工程资金 1215 亿元，地方配套资金 600 多亿元。截至 2016 年底，全国农村饮水安全卫生监测乡镇覆盖率达 85% 以上，农村集中式供水覆盖人口比例提高到 82%。国家针对个别地区的特殊困难安排专项资金，提高补助标准，安排 4.95 亿元资金解决西藏自治区 1400 多座寺庙、3.23 万僧尼和 6 万多临时供水人口的饮水安全问题。

职业健康管理不断加强。2011 年，国家修订《中华人民共和国职业病防治法》，大力开展重点领域尘毒危害专项治理，对粉尘危害严重的石英砂加工、石棉开采及制品制造、金矿开采、水泥制造、石材加工、陶瓷生产和耐火材料制造等行业领域组织开展集中整治，督促企业加大投入力度，改进生产工艺，完善防护设施，加强个体防护。工作场所作业环境和条件得到初步改善。截至 2016 年底，国家依法处罚了一批拒不治理或治理不力的企业，共责令停产整顿

1524 家,提请关闭 1576 家,取缔非法企业 426 家。加大对用人单位职业卫生监督检查力度。2013 年至 2016 年,全国各地区监督检查企业数量从 22.9 万家增加到 39.5 万家,增长 72.5%。

食品安全监管更加严格。2015 年,国家修订《中华人民共和国食品安全法》。2016 年,各级监管机构在食品生产环节共检查食品生产企业 52.1 万家次,检查食品添加剂生产企业 1.5 万家次。检查食品加工小作坊 7.2 万家次。各级监管机构在食品经营环节共检查销售环节经营主体 1209.3 万家次。检查餐饮服务环节经营主体 886.9 万家次。2016 年,在全国范围内组织抽检了 25.7 万批次食品样品,总体抽检合格率为 96.8%。妥善处置冒牌婴幼儿配方乳粉等多起食品安全突发事件。

三、公共卫生服务能力稳步提升

中国坚持预防为主、防治结合,提高公共卫生服务的可获取性和均等性,加大传染病、慢性病、地方病等疾病预防控制力度,提升突发公共卫生事件应急能力,推行覆盖全民的基本公共卫生服务,均等化程度不断提高。

基本公共卫生服务覆盖率进一步提高。国家免费提供疫苗及接种服务,受益对象从儿童扩展到成人。截至2015年底,疫苗接种率以乡镇为单位总体保持在90%以上,多数免疫规划疫苗可预防传染病的发病与死亡率降至历史最低水平。2010年至2017年,人均基本公共卫生服务经费财政补助标准从15元提高到50元,服务项目从最初的9类41项扩大到12类47项。建立居民健康档案、健康教育、预防接种、儿童健康管理、孕产妇健康管理、老年人健康管理、慢性病患者健康管理、严重精神障碍患者管理、结核病患者健康管理、中医药健康管理、传染病和突发公共卫生事件报告和处理、卫生计生监督协管共12类服务项目,已基本覆盖居民生命全过程。截至2016年底,全国居民电子健康档案建档率达到 76.9%,高血压、糖尿病患者健康管理人数分别达到 9023 万人和 2781 万人。孕产妇和 3 岁以下儿童系统管理率分别达到 91.6% 和 91.1%。

基本公共卫生服务的惠及面不断扩大。2012 年,国家实现消除新生儿破伤风的目标。2014 年,通过新生儿接种乙肝疫苗,5 岁以下儿童乙肝表面抗原携带率从 1992 年的 9.67% 降至 0.32%,提前实现世界卫生组织提出的于 2017 年将 5 岁以下人群乙肝表面抗原流行率降到 1% 以下的目标。流动人口的基本公共卫生服务利用状况持续改善,传染病防控工作普遍开展,流动儿童免疫接种率达 90% 以上。针对重大疾病、重要健康危险因素和重点人群健康问题,制定和实施重大公共卫生服务项目,为 15 岁以下人群补种乙肝疫苗、贫困地区儿童改善营养、农村孕产妇提供住院分娩、农村妇女"两癌"筛查、农村建设无害化卫生厕所等,累计覆盖近 2 亿人。2009 年,国家启动"百万贫困白内障患者复明工程",由政府提供补助为贫困白内障患者实施复明手术,截至 2013 年底,接受手术的人数已超过 175 万人。

传染病疫情控制水平持续提升。国家已建成全球最大规模的法定传染病疫情和突发公共卫生事件的网络直报系统。法定传染病报告发病率平均降低 19.4%。传染病早期发现和预警能力进一步增强,传染病信息报告系统覆盖近7.1万家医疗机构,系统用户超过16万,年报告个案信息约900万件。2016年,全国甲乙类传染病报告发病率、死亡率分别控制在215.7/10万和1.31/10万以下。建成国家、省、市、县四级疾控机构实验室检测网络,中国疾控中心流感、脊髓灰质炎、麻疹、乙脑等实验室成为世界卫生组织参比实验室。疫情形势总体平稳,未发生较大传染病流行。艾滋病整体疫情控制在低流行水平,重点地区疫情快速上升势头得到基本遏制。结核病防治工作成效显著,成功治疗率保持在90%以上。2016年,全国结核病报告发病数比2011年下降12.6%,结核病死亡率降至2.3/10万左右,达到发达国家水平;全国疟疾病例共报告3189例,其中本地感染病例仅有3例,比2010年的4262例大幅度减少,80%以上的疟疾流行县基本消除疟疾。重点寄生虫病防治效果持续巩固,截至2016年底,全国453个流行县均达到了血吸虫病传播控制或以上标准。

慢性病防控效果显著增强。国家已建立慢性病和慢性病危险因素监测网络。老年人健康管理和高血压、糖尿病患者管理等作为国家基本公共卫生服务免费向公众提供,实施脑卒中、心血管疾病高危筛查、口腔疾病综合干预、癌症早诊早治等项目。截至 2016 年底,脑卒中高危人群筛查和干预项目累计筛查 610 余万人,发现高危人群 82 万人,开展随访干预 95.2 万人次;心血管病高危人群早期筛查与综合干预项目累计筛查 338.9 万人,发现高危人群 77.6 万人,随访管理 52.4 万人次;儿童口腔疾病综合干预项目为 1 亿儿童提供免费口腔检查,516.8 万儿童免费窝沟封闭,222.9 万儿童免费局部用氟;癌症早诊早治项目累计筛查 214 万高危人群,发现患者 5.5 万人,整体早诊率高于 80%。

地方病流行趋势得到有效控制。截至 2015 年底,全国水源性高碘地区有 90.8% 的县非碘盐食用率在 90% 以上,94.2% 的县保持消除碘缺乏病状态,在全球 128 个采取食盐加碘措施的国家和地区中处于领先水平。95.4% 的大骨节病病区村达到消除标准,94.2% 的克山病病区县达到控制标准。燃煤污染型地方性氟中毒地区的所有县改炉改灶率达到 98.4%,饮水型地方性氟中毒地区有 93.6% 的农村人口实施了降氟改水工程。燃煤污染型地方性砷中毒地区全部完成改炉改灶,查明的饮水型地方性砷中毒地区全部完成改水。

精神卫生服务不断完善。国家公布实施《中华人民共和国精神卫生法》,将精神卫生工作纳入法治化轨道。截至 2015 年底,全国共有精神卫生服务机构 2936 家,开设床位数 43.3 万张,分别比 2010 年增长 77.9%、89.9%;共有精神科执业(助理)医师 2.77 万人,比 2012 年底的 2.31 万人增加 20.2%。把严重精神障碍纳入新农合和城镇居民医保重大疾病保障范围,实施中央补助地方严重精神障碍管理治疗项目,部分地区出台救治救助专项政策,减轻了患者负担。加强严重精神障碍患者报告登记和救治救助管理。2012 年至 2016 年,全国在册的严重精神障碍患者数由 308 万例增加到 540 万例,患者管理率由 59.1% 提高到 88.7%。加强对抑郁症、焦虑症等常见精神障碍和心理行为问题的干预,加大对重点人群心理问题早期发现和及时干预力度,提高突发事件心理危机的干预能力和水平,全面推进精神障碍社区康复服务。

突发公共卫生事件应急能力全面加强。应急法制基本建立,应急机制不断优化。在全国分区域设置 4 类 36 支国家级和近 2 万支、20 多万人的地方卫生应急处置队伍。2014 年,国家公共卫生应急核心能力达标率升至 91.5%,远超全球 70% 的平均水平。近年来,国家加快卫生应急体系建设,有效地应对了人感染 H7N9 禽流感、埃博拉出血热、中东呼吸综合征、寨卡病毒等突发急性传染病疫情,以及四川汶川地震、天津港火灾爆炸事故等一系列重大灾害事故的紧急医学救援和灾后卫生防疫。

四、医疗卫生服务质量大幅提高

中国致力于提升医疗卫生资源的可及性和便利性,同步推动医疗服务质量和效率的不断提高,加快建立优质高效的整合型医疗卫生服务体系,药品供应体系不断完善,居民就医感受明显改善。

医疗卫生服务体系资源要素持续增加。2011 年至 2015 年,国家投入 420 亿元,重点支持建设 1500 多个县级医院、1.8 万个乡镇卫生院、10 余万个村卫生室和社区卫生服务中心。截至 2016 年底,全国医疗卫生机构达 983394 个,其中医院 29140 个(公立医院 12708 个,民营医院 16432 个),乡镇卫生院 36795 个,社区卫生服务中心(站)34327 个,疾病预防控制中心 3481 个,卫生监督所(中心)2986 个,村卫生室 638763 个;全国统计的万元以上医疗设备共 529.1 万台,其中 100 万元以上的设备 12.5 万台。2016 年,医疗机构床位数比 2015 年增加 39.5 万张,每千人口拥有床位数达到 5.37 张,医院床位数增加 35.8 万张;全国少数民族医医院有 266 所,床位数达 26484 张,年总诊疗 968.7

万人次,出院58.8万人次。

表2　每千人口医疗卫生机构床位数(张)

年份	合计	城市	农村
2010	3.58	5.49	2.60
2011	3.84	6.24	2.80
2012	4.24	6.88	3.11
2013	4.55	7.36	3.35
2014	4.85	7.84	3.54
2015	5.11	8.27	3.71
2016	5.37	8.46	3.89

医药卫生人才队伍更加优化。国家已构建起全世界规模最大的医学教育体系。截至2016年底,全国共有922所高等医学院校、1564所中等学校开办医学教育,硕士授予单位238个、博士授予单位92个,在校学生总数达395万人,其中临床类专业在校生达到114万人、护理类专业达到180万人。全国共有14所教育机构开设了少数民族医药专业和中医专业少数民族医药方向,在校生约17万人。云南、广西、贵州等地的中医学院先后设立中医学本科傣医、壮医、苗药等专业方向。部分少数民族医药院校与高等中医药院校合作,联合培养少数民族医药人才。截至2016年底,全国卫生人员总量达1117.3万人,卫生技术人员845.4

万人,每千人口医师数达到 2.31 人,执业(助理)医师大学专科及以上学历人员比例为 81.2%,高层次专业人才逐年增加。每千人口护士数达到 2.54 人,医护比达到 1∶1.1。

社会力量办医不断增长。优先支持社会力量举办非营利性医疗机构,推进非营利性民营医院与公立医院同等待遇。鼓励医师利用业余时间、退休医师到基层医疗卫生机构执业或开设工作室。全国民营医院占比超过 57%,社会办医疗卫生机构床位总数比 2011 年增长 81%,门诊量已占全国门诊总量的 22%。截至目前,在全国注册多点执业的医生中,到社会办医疗机构执业的超过 70%。

基层和农村医疗条件进一步改善。从医疗卫生体制、医疗服务机构设置、医疗服务人员配备等多个方面向基层和农村倾斜。将县级医院定位为县域内的医疗卫生中心和农村三级医疗卫生服务网络的核心,在每个县(市)重点办好 1 至 2 所县级医院(含中医医院)。基本实现每个乡镇建好 1 所卫生院,平均每个行政村设有 1 个村卫生室,每千农村居民配有 1 名乡村医生。

医疗卫生服务供给更具层次性。建立专业公共卫生机构、综合和专科医院、基层医疗卫生机构"三位一体"的重大疾病防控机制,强化信息共享、互联互通机制,推进慢性病防、治、管整体融合发展,实现医防结合。全面建立分级诊疗制度,引导形成基层首诊、双向转诊、上下联动、急慢分治的合理就医秩序,健全治疗——康复——长期护理的服务链。全国三级医院预约诊疗率达到38.6%,近400家医疗机构设置了日间手术中心。开展家庭医生签约服务,居民对家庭医生的专业技术和服务态度的满意度达80%以上,群众就医感受得到明显改善。

医疗质量安全水平持续提高。制定《医疗质量管理办法》,逐步建立并完善医疗质量管理与控制体系,发布质控指标,开展信息化质量监测与反馈。推进医疗机构临床路径管理,制定1212个临床路径,基本覆盖常见病和多发病。发布实施《遏制细菌耐药国家行动计划(2016—2020年)》,综合治理细菌耐药问题。加强处方和用药监管。2016年,全国住院患者抗菌药物使用率为37.5%,较2011年降低21.9个百分点;门诊处方抗菌药物使用率为8.7%,较2011年降低8.5个百分点。医疗责任保险覆盖超过90%的二级以上医院。高度重视血液安全和血液供应,截至2015年底,实现血站核酸检测全覆盖,血液安全水平与发达国家基本一致。推进无偿献血和临床合理用血。2016年,共有1400万人次参加无偿献血,比2015年增长6.1%,基本满足临床用血需求。公民逝世后器官捐献已成为器官移植的主要来源。

药品供应保障体系进一步完善。以国家基本药物制度为基础的药品供应保障体系取得长足发展,相比制度实施前,基本药物销售价格平均下降30%左右,并在基层医疗卫生机构实行零差率销售,患者用药负担大为减轻。启动首轮国家药品价格谈判试点,乙肝、非小细胞肺癌等谈判药品的采购价格下降50%以上,价格处于全球低位,截至2016年底,患者减少支出近亿元。完善罕见病药品供应保障政策。增加艾滋病防治等特殊药物免费供给。深入推进医药创新,实施"重大新药创制"科技重大专项。2011年至2015年,全国共有323个创新药获批开展临床研究,埃克替尼等16个创新药获批生产,139个新化学仿制药上市,累计600多个原料药品种和60多家制剂企业达到国际先进水平GMP要求,PET—CT、128排CT等一批大型医疗设备和脑起搏器、介入人工生物心脏瓣膜、人工耳蜗等高端植入介入产品获批上市。推动建设遍及城乡的现代医药流通网络,基层和边远地区的药品供应保障能力不断提高。

传统医药发展更受国家支持。2013年至2015年,国家投入专项资金46亿元支持中医药服务能力建设。2016年,国家印发《中医药发展战略规划纲要(2016—2030年)》。中药工业规模以上企业主营业务收入 8653 亿元,约占全国医药工业规模以上企业主营业务收入的三分之一。2011 年以来,49 项中医药科研成果获得国家科技奖励。青蒿素及治疗急性早幼粒细胞白血病等中西医药研究成果获全球关注。

五、全民医疗保障体系逐步健全

中国大力推进医疗保障体系建设,形成以基本医疗保障为主体,其他多种形式补充保险和商业健康保险为补充的多层次、宽领域、全民覆盖的医疗保障体系,初步实现了人人享有基本医疗保障。

基本医疗保险实现全覆盖。以职工基本医疗保险、城镇居民基本医疗保险和新型农村合作医疗为主体的全民医保初步实现。截至 2016 年底,全国基本医疗保险参保人数超过 13 亿人,参保覆盖率稳固在 95% 以上。2016 年,国家正式启动城镇居民基本医疗保险和新型农村合作医疗两项制度整合,统一覆盖范围、统一筹资政策、统一保障待遇、统一医保目录、统一定点管理、统一基金管理,逐步在全国范围内建立统一的城乡居民基本医疗保险制度,实现城乡居民公平享有基本医疗保险权益。

基本医疗保险保障能力和可持续性进一步增强。2016年,全年职工基本医疗保险基金收入和支出分别为 10274亿元和 8287 亿元,比 2012 年分别增加 4212 亿元和 3419 亿元,年均增长率分别为 15.7% 和 15.6%;全年城镇居民基本医疗保险基金收入和支出分别为 2811 亿元和 2480 亿元,比 2012 年分别增加 1934 亿元和 1805 亿元。2017 年,城乡居民基本医疗保险财政补助标准继续提高,各级财政人均补助标准达到每人每年 450 元。

基本医疗保险待遇水平逐步提高。2016 年,职工基本医疗保险和城镇居民基本医疗保险基金的最高支付限额分别达到当地职工年平均工资和当地居民年人均可支配收入的 6 倍,政策范围内住院费用基金支付比例分别为 80% 和 70% 左右。2017 年,新型农村合作医疗门诊和住院费用的报销比例分别稳定在 50% 和 70% 左右。《国家基本医疗保险、工伤保险和生育保险药品目录(2017 年版)》西药、中成药部分共收载药品 2535 个,比旧版目录增加 339 个,增幅约 15%,基本涵盖了《国家基本药物目录(2012 年版)》中的治疗性药品。对部分具有重大临床价值且价格高昂的专利独家药品,政府组织医保药品谈判,准入 36 个药品,治疗领域覆盖多种恶性肿瘤、部分罕见病及慢性病。新增部分医疗康复项目纳入基本医疗保险支付范围。

基本医疗保险支付方式改革有序推进。全国 70% 以上地区积极探索按病种付费、按人头付费、按疾病诊断相关分组(DRGs)付费等支付方式。加快推进基本医疗保险全国联网和异地就医直接结算工作,继续推广就医"一卡通"。截至 2017 年 8 月底,全国已基本实现参保人员统筹区域内医疗费用直接结算和省内异地就医住院费用直接结算。顺利开展跨省异地就医住院医疗费用直接结算联网接入工作,全国所有省份(含新疆生产建设兵团)、所有统筹地区已全部接入国家基本医疗保险异地就医结算系统,截至 2017 年 8 月底,开通 6616 家跨省异地就医住院医疗费用直接结算定点医疗机构。

城乡居民大病保障机制不断完善。全面实施城乡居民大病保险,以解决大额医疗费用为切入点,不断完善和提高针对重特大疾病的医疗保障制度。截至 2015 年底,城乡居民大病保险已覆盖所有城乡居民基本医疗保险参保人。2016 年,大病保险覆盖城乡居民超过 10 亿人,推动各省大病保险政策规定的支付比例达到 50%以上,受益人员的实际报销比例提高 10—15 个百分点。

医疗救助机制成效显著。医疗救助政策框架基本建立,医疗救助与城乡居民大病保险有效衔接,医疗救助标准和救助水平的城乡统一逐步实现。医疗救助对象范围从过去的城乡低保对象和特困人员,逐步拓展到贫困人口、低收入家庭成员和因病致贫家庭中的重病患者。各级工会积极组织开展职工医疗互助活动,对患重大疾病的职工进行帮扶,减轻患病职工经济负担。2016 年,国家共安排 155 亿元医疗救助补助资金(不含疾病应急救助补助资金),其中92% 的资金投向中西部地区和贫困地区,累计实施医疗救助 8256.5 万人次,资助困难群众参加基本医疗保险 5560.4万人。被救助对象在年度救助限额内住院救助的比例普遍达 70% 以上。医疗救助服务更加便利可及,93% 的地区实现了医疗救助与医疗保险费用"一站式"结算。2013 年起,国家建立疾病应急救助制度,通过设立疾病应急救助基金,对需要紧急救治但身份不明或身份明确、无力支付医疗费用的患者进行救治。截至 2017 年 6 月,累计救助患者约 64万人。

农村贫困人口医疗保障水平逐步提高。2016 年,国家开始实施健康扶贫工程。对农村贫困人口实现城乡居民医保、大病保险全覆盖,农村贫困人口政策范围内住院费用报销比例提高 5 个百分点。组织动员全国 80 多万工作人员,对因病致贫返贫家庭,精准调查核查发病率高、费用高、严重影响生产生活能力的 93 种重点病种,建立起健康扶贫工作台账和数据库。组织对患有大病和慢性病的农村贫困人口进行分类救治,截至 2017 年 5 月,全国已分类救治贫困患者 260 多万人。实行精准的大病保险倾斜性支付政策,对农村贫困人口在起付线、报销比例、封顶线等方面给予重点倾斜。推进农村贫困人口县域内住院先诊疗后付费和"一站式"即时结算。安排全国 889 家三级医院承担对口帮扶任务,对所有贫困县 1149 家县级医院实现帮扶全覆盖。

六、特定群体的健康水平显著进步

中国高度重视保障妇女、儿童、老年人和残疾人等特定群体的健康权,不断完善卫生与健康规划,提供多元化和有针对性的健康服务,非歧视地均等满足各类群体的特殊需求。

妇幼保健服务体系不断健全。建立遍布城乡的三级妇幼卫生服务网络。2016 年,国家投资 29 亿元支持 247 所市、县级妇幼保健机构建设。截至 2016 年底,全国共有妇幼保健机构 3063 个,妇产医院 757 个,儿童医院 117 个,妇产科和儿科执业(助理)医师 37 万人。在 3.4 万个社区卫生服务中心(站)、3.7 万个乡镇卫生院、64 万个村卫生室中均配有专兼职妇幼保健工作人员。

妇女孕产期保健服务水平切实提升。2009 年起,国家逐年扩大农村妇女宫颈癌和乳腺癌检查项目的覆盖面,受益人群不断增加。2009 年至 2016 年,国家免费为 1299 个项目县的 6000 余万 35 岁至 64 岁农村妇女进行了宫颈癌检查,并专项投入资金 226 亿元,补助农村孕产妇 7400 余万人。农村孕产妇住院分娩率从 2008 年的 92.3% 提高到 2016 年的 99.6%,农村孕产妇死亡率和婴儿死亡率大幅下降。国家安排补助资金,支持免费孕前优生健康检查项目,农村孕产妇住院分娩补助项目,增补叶酸预防神经管缺陷项目,预防艾滋病、梅毒和乙肝母婴传播项目等 11 项服务项目。《中国妇女发展纲要（2011—2020 年）》目标不断实现。

儿童健康水平显著提高。2013 年,全国 0—6 个月婴儿纯母乳喂养率上升到 58.5%,母乳喂养率不断提高。2016 年,婴儿死亡率和 5 岁以下儿童死亡率分别为 7.5‰ 和 10.2‰,均提前实现联合国可持续发展目标和《中国儿童发展纲要（2011—2020 年）》目标,与发达国家差距进一步缩小。2016 年,5 岁以下儿童低体重率、生长迟缓率、贫血患病率分别下降到 1.49%、1.15%、4.79%,均提前实现《中国儿童发展纲要（2011—2020 年）》目标。截至 2016 年底,全国创建 30 家国家级儿童早期发展示范基地。开展贫困地区儿童营养改善项目,为国家连片特殊困难地区的 6—24 月龄儿童每天提供 1 包富含蛋白质、维生素和矿物质的辅食营养补给品。2016 年第五次中国儿童体格发育调查结果显示,最近 40 年,全国 7 岁以下儿童体格发育水平快速增长,已超过世界卫生组织颁布的儿童生长发育标准。

儿童疾病防治成果得到巩固。2016 年,艾滋病母婴传播率下降到 5.7%,新生儿破伤风发病率保持在 1‰以下。儿童免疫规划疫苗接种率均保持在 99%以上,继续保持无脊髓灰质炎状态,儿童肺结核报告发病率保持在较低水平。2016 年,遗传代谢性疾病(苯丙酮尿症和先天性甲状腺功能减低症)筛查率达到 96%,贫困地区新生儿疾病筛查项目实施范围已覆盖全国 21 个省(区、市)的 354 个县(市、区)。实施免费孕前优生健康检查、贫困地区新生儿疾病筛查、地中海贫血防控试点等重大公共卫生服务项目。

老年人健康服务体系日趋完善。截至 2015 年底,全国建有康复医院 453 所、护理院 168 所、护理站 65 所,比 2010 年分别增加了 69.0%、242.9%、16.1%;全国康复医院、护理院、护理站从业卫生人员分别为 36441 人、11180 人、316 人,比 2010 年分别增加了 96.5%、286.7%、69.9%。2015 年,国家为 65 岁及以上老年人体检达 1.18 亿人次,健康管理率达 82%。老年人心理健康得到充分关注,国家和社会通过各种形式向老年人宣传心理健康知识、提供心理辅导,丰富老年人精神文化生活。

医养结合服务模式深入推进。2016 年在全国遴选确定 90 个市(区)为国家级医养结合试点单位。全国医养结合机构共有 5814 家,床位总数达 121.38 万张。其中,养老机构设立医疗机构 3623 家,医疗机构设立养老机构 1687 家,医养同时设立 504 家,有 2224 家纳入了医保定点范围。积极开展养老院服务质量建设专项行动,质量控制体系更加健全,医养结合机构的服务质量显著提升。

残疾预防与残疾人康复服务持续加强。2016 年和 2017 年,国家分别颁布《国家残疾预防行动计划(2016—2020 年)》和《残疾预防和残疾人康复条例》,残疾预防与残疾人康复工作纳入法治化发展轨道。2012 年至 2016 年,全国共有 1526 万残疾人得到基本康复服务。截至 2016 年底,全国共有残疾人康复机构 7858 个,在岗人员 22.3 万人,947 个市辖区和 2015 个县(市)开展社区康复工作,配备 45.4 万名社区康复协调员。自 2017 年起,国家将每年 8 月 25 日定为"残疾预防日"。

残疾人康复体育的覆盖面逐步扩大。推进"十三五"残疾人体育基本公共服务。实施"由西向东""自北向南""先薄弱后发达"的地区引导政策,资助西部 6 省(区、市)康复体育进家庭项目 8000 户,撬动全国服务 88884 户,补贴新建社区健身示范点 50 个,撬动全国新建 1842 个。全国经常参加体育健身活动的残疾人比例提升至 9.6%。

残疾孤儿得到特别关爱。2015 年以来,国家将城乡低保对象、特困供养对象中具有手术适应症的病残儿童,以及社会散居孤残儿童纳入"明天计划"资助范围,参照福利机构内孤残儿童的救治政策和做法,实施医疗康复,数以万计的"明天计划"术后康复儿童融入了社会。福利机构内凡具备手术适应症的新增患儿都能在最佳治疗时机得到手术救治。截至 2016 年底,国家已投入资金 8.6 亿元,为 9 万多名残疾孤儿实施了手术矫治和康复训练。

七、积极参与全球健康治理和国际医疗援助

中国是医疗卫生领域国际合作的倡导者、推动者和践行者，始终致力于实现国际人口与发展大会行动纲领，全面落实联合国 2030 年可持续发展议程特别是健康领域可持续发展目标，积极开展对外医疗援助和全球应急处置，认真履行健康领域国际公约，勇于承担国际人道主义责任。

参与医疗卫生国际规则体系建设。中国较早签署批准《世界卫生组织组织法》，加入《麻醉药品单一公约》《精神药物公约》，参与制定《阿拉木图宣言》等一系列国际条约、宣言，响应《儿童生存、保护和发展世界宣言》。2016 年，在第 69 届世界卫生大会上，中国提出并推动通过"促进创新和获取安全有效可负担的优质儿童药品"决议，得到各方积极回应。

与世界卫生组织开展深度合作。2016 年，在北京签署发布《中国—世界卫生组织国家合作战略（2016—2020）》，确定卫生政策、规划、技术、人力资源等领域的合作。2017

年,签署《关于"一带一路"卫生领域合作的谅解备忘录》《关于"一带一路"卫生领域合作的执行计划》,共同致力于与"一带一路"沿线国家在卫生应急、传染病防治、传统医学等领域的合作。

国际医疗卫生交流合作不断扩大。中国与其他国家开展健康领域的经验共享和战略对话,每年举办多个医疗卫生服务领域的国际研讨会。2015年12月,在中非合作论坛约翰内斯堡峰会上宣布中非公共卫生合作计划,包括参与非洲疾控中心建设等重要举措。2016年10月,与埃塞俄比亚等15个亚非国家建立对口医院合作关系。2017年4月,与马拉维等非洲国家签署医药卫生合作协议。从2005年开始,中国已培训数千名来自发展中国家的官员和技术服务人员,推动中国民间组织在津巴布韦、肯尼亚等国家及湄公河地区开展青少年生殖健康和艾滋病预防的教育培训项目。

对外医疗卫生援助成绩卓著。1963年以来,中国先后向69个发展中国家派遣了援外医疗队,累计派出医疗队员2.5万人次,治疗患者2.8亿人次。2015年9月,中国在联合国系列峰会上宣布将在未来5年为发展中国家提供100所医院和诊所、实施100个"妇幼健康工程"等重大卫生援助举措。截至 2017 年 6 月,中国共有 1300 多名医疗队员和公共卫生专家在全球 51 个国家工作,在华培养了 2 万多名受援国际医疗卫生管理和技术人才,建设了综合医院、专科中心、药品仓库等 150 多个标志性设施,提供了急救车、诊疗仪器、疫苗冷链等多批医用物资,向非洲捐赠抗疟药品,挽救了 4000 万人的生命。自 2008 年起,中国为非洲国家设立了 30 个疟疾防治中心,提供价值 1.9 亿元的青蒿素类抗疟药品。

全球应急处置有效开展。中国达到《国际卫生条例》履约标准。积极引领国际应急救援行动,先后加入应对安哥拉、圭亚那的黄热病、寨卡病毒等疫情。2014 年,西非暴发埃博拉出血热疫情,中国连续 4 轮向疫区国家和国际组织提供现汇和物资等援助,共计价值 1.2 亿美元。派遣 1200 多名医护人员和公共卫生专家赴疫区及周边国家,累计完成样本检测近 9000 份、留观诊疗病例 900 多例、培训 1.3 万名当地医疗护理和社区防控骨干。2015 年,尼泊尔发生 8.1 级特大地震,中国先后协调安排 4 支共 193 人的中国政府医疗防疫队伍赴尼泊尔灾区开展救援,累计救治伤员 2600 多人次,培训卫生防疫技术骨干 1000 余人。

中医药的国际认同度持续提升。中医药已传播到全球

183个国家和地区,成为中国与东盟、欧洲、非洲等地区和卫生组织合作的重要内容。"中医针灸"列入联合国教科文组织人类非物质文化遗产代表作名录,《黄帝内经》《本草纲目》入选世界记忆名录。据世界卫生组织统计,已有103个会员国认可使用针灸,其中29个设立了传统医学的法律法规,18个将针灸纳入医疗保险体系。

结　束　语

中国共产党和中国政府切实尊重和保障人民健康权利,把维护人民健康作为治国理政的基本要务,实施了一系列利当前、惠长远的重大举措,中国健康事业取得了举世瞩目的伟大成就,为人类可持续发展做出了重要贡献。

"人生天地间,长路有险夷"。中国清醒地认识到,保障人民健康是一个系统工程,需要长时间的持续努力。当前,由于工业化、城镇化、人口老龄化,由于疾病谱、生态环境、生活方式不断变化,中国仍面临多重疾病威胁并存、多种健康影响因素交织的复杂局面;同时,随着生活水平提高和健康观念增强,人民群众对健康产品、健康服务的需求持续增长,并呈现出多层次、多元化、个性化的特征。中国既面对着发达国家面临的健康问题,也面对着发展中国家面临的健康问题。

为了更好地保障人民群众的健康权,中国正在加紧推进健康中国建设,已制定实施《"健康中国 2030"规划纲要》《全民健身计划(2016—2020 年)》《"十三五"卫生与健康规划》《"十三五"深化医药卫生体制改革规划》等一系列规划纲要,并提出"三步走"的目标,即到 2020 年,建立覆盖城乡居民的中国特色基本医疗卫生制度,主要健康指标居于中高收入国家前列;到 2030 年,促进全民健康的制度体系更加完善,主要健康指标进入高收入国家行列;到 2050年,建成与社会主义现代化国家相适应的健康国家。中国各级政府将继续以高度的责任感和紧迫感,努力全方位、全周期保障人民健康,奋力推动卫生与健康事业全面发展。

健康是人类的永恒追求,健康促进是国际社会的共同责任。联合国 2030 年可持续发展议程将健康确定为重要可持续发展目标,全球健康体系正处于发展的重要时期。中国将一如既往地积极参加健康相关领域的国际活动,深入参与全球健康治理,大力落实健康领域可持续发展目标。通过配合"一带一路"建设,增进同沿线国家卫生与健康领域的合作,加强与世界各国的互学互鉴。在"共同构建人类命运共同体"的伟大进程中,中国愿与世界人民携起手来,为建设一个更加美好的健康世界而不懈努力。

健康中国建设主要指标

领域:健康水平　指标:人均预期寿命(岁)

2015年:76.34　2020年:77.3　2030年:79.0

领域:健康水平　指标:婴儿死亡率(‰)

2015年:8.1　2020年:7.5　2030年:5.0

领域:健康水平　指标:5岁以下儿童死亡率(‰)

2015年:10.7　2020年:9.5　2030年:6.0

领域:健康水平　指标:孕产妇死亡率(1/10万)

2015年:20.1　2020年:18.0　2030年:12.0

领域:健康水平　指标:城乡居民达到《国民体质测定标准》合格以上的人数比例(%)

2015年:89.6(2014年)　2020年:90.6　2030年:92.2

领域:健康生活　指标:居民健康素养水平(%)

2015年:10　2020年:20　2030年:30

领域:健康生活　指标:经常参加体育锻炼人数(亿人)

2015年:3.6(2014年)　2020年:4.35　2030年:5.3

领域:健康服务与保障　指标:重大慢性病过早死亡率(%)

2015年:19.1(2013年)　2020年:比2015年降低10% 2030年:比2015年降低30%

领域:健康服务与保障　指标:每千常住人口执业(助理)医师数(人)

2015年:2.2　2020年:2.5　2030年:3.0

领域:健康服务与保障　指标:个人卫生支出占卫生总费用的比重(%)

2015年:29.3　2020年:28左右　2030年:25左右

领域:健康环境　指标:地级及以上城市空气质量优良天数比率(%)

2015年:76.7　2020年:>80　2030年:持续改善

领域:健康环境　指标:地表水质量达到或好于Ⅲ类水体比例(%)

2015年:66　2020年:>70　2030年:持续改善

领域:健康产业　指标:健康服务业总规模(万亿元)

2015年:—　2020年:>8　2030年:16